Facelift - na und?

Ich will so aussehen
wie ich mich fühle

Ein ehrlicher Ratgeber vom
operativen Facelifting

**Ute Fischer
Bernhard Siegmund**

Ein Buch aus dem
Redaktionsbüro Fischer + Siegmund
In den Rödern 13
64354 Reinheim

Jede Verwertung des Werkes außerhalb der Grenzen des Urheberrechtsgesetzes ist unzulässig und strafbar. Dies gilt insbesondere für Übersetzung, Nachdruck, Mikroverfilmung oder vergleichbare Verfahren sowie die Speicherung in Datenverarbeitungsanlagen.

© 2013 Ute Fischer + Bernhard Siegmund

Herstellung und Verlag:
BoD - Books on Demand, Norderstedt
ISBN: 978-3-7322-3815-6
Fotos: Claudia Siegmund, Bernhard Siegmund, Ute Fischer
Gestaltung und Satz: Bernhard Siegmund
Umschlaggestaltung: Bernhard Siegmund

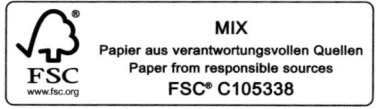

Inhaltsverzeichnis

Facelift – darüber spricht man nicht 5
Petra Gerster und das Facelift 7
Einleitung 8

Alternativen 12
1. Oberflächenbearbeitung 12
2. Falten zähmen 14
3. Gewebe auffüllen 15
4. Kombinationen 16
5. Lifting ohne Schnitte 17

Das Beratungsgespräch 18
Arztgespräch 19
SMAS statt Maske 19

Risiken 21
Risiken bei der Narkose und OP 21

Keine falschen Erwartungen 24
Neun Dinge, die man vor der OP organisieren sollte 25
Dinge für nach der OP 26

Die Operation 27
Tag 2 31

Inhaltsverzerzeichnis

Der Heilprozess **34**
    Heimkehr 34
    Tag 3 35
    Tag 4 35
    Tag 5 36
    Tag 6 37
    Tag 7 38
    Tag 8 39
    Tag 11 40
    2 Wochen danach 41
    3 Wochen danach 42
    5 Wochen danach 43
    6 Wochen danach 43
    7 Wochen danach 45
    8 Wochen danach 46
    11 Wochen danach 46
    14 Wochen danach 47
    4 Monate danach 48
    Ein Jahr danach 49

Die Autoren **51**
    Facelift operativ 51

Vorwort

Facelift – darüber spricht man nicht

Neulich im Fernsehen. Die Verwandlung von der alten faltigen Vettel zur zwar nicht spundjungen, aber gutaussehenden Mittsechzigerin war frappierend. Und jeder konnte es sehen. War das eine alte Aufzeichnung? So jugendlich hatte man sie nie gesehen.

Plötzlich lag ein mädchenhaftes Lächeln auf ihrem Gesicht. Kokett scheu spitzte sie dabei die Lippen, eine Mimik, die nahezu jede Frau jenseits der Vierzig vermeidet. Wo sich vorher noch die Längsfältchen wie eine Ziehharmonika über der Oberlippe kräuselten – untrügliches Zeichen am alternden Frauengesicht - passierte nahezu nichts. Botox? Ihre Augen leuchteten. Ja, sie wirkte unwirklich entspannt. Man sah ihr an, dass sie um ihre entfaltete Außenhaut wusste; dass sie sie regelrecht zur Schau stellte. "Schaut mal, wie gut ich heute aussehe".

Die ganze Frau schien zehn Jahre jünger zu sein. So hatten wir sie auch vor zehn Jahren nicht erlebt, auch nicht vor 20 Jahren. Selbst ihre Stimme war nicht mehr aufbrausend, nicht mehr meinungsbeherrschend. Sonst jedes Wort eine verbale Verletzung. Jede Mimik der Ausdruck von Verachtung ihres Gegenübers. Na klar, dazu war sie in den Medien stets der speziell geladene Kontrapunkt, die Spielmacherin in Sachen Polemik, die böse Hexe, die alles niedermachte, was sich der Moderator vorstellte, aber nicht traute, selbst auszusprechen.

Vorwort

Und erst ihre Bewegungen. Wir kannten sie als plumpe Plantschkuh mit verkniffenen Lippen und mit Schuhen, die an selbst genähte Puschen erinnerten. Kein Wunder bei dem Gewicht. Gehüllt in zeltartige Gewänder, die ihre Körperfülle zwar nicht zum Verschwinden brachten, aber jeden Anschein eines Frauenkörpers verschleierten. Nun aber wippte sie fast grazil in einer Quizshow auf einer Art Barhocker und strahlte und lächelte, als sei ihr einen gute Fee begegnet, die ihr drei Wünsche erfüllt hatte: Schönes Gesicht, charmantes Wesen und sympathische Stimme.

Was war geschehen?

Gut, sie hatte etwas abgenommen, was ihren Bewegungen ein bisschen mehr Dynamik verlieh. Fast sportlich ließ sie sich von ihrem Hocker gleiten und erklomm ihn auch wieder, ohne Peinlichkeit. Ihre gewohnt verzerrte zügellose Gesichtsmimik glich nun der einer liebevollen älteren Dame, die Enkel zauberhaft trösten und an ihr Herz drücken könnte. Ihre ganze Aura hatte sich verändert. Plötzlich mochte man sie, die doch seit Jahrzehnten der Schreck vieler Talkshows war. Nun passte sie sich dem Gespräch höflich an und gab trotzdem Kluges von sich.

Wir kennen das Gefühl einer derartigen Verwandlung. Das hat nichts mit Zauberei zu tun, sondern damit, dass man sich mit seinem Äußeren gut fühlt, dass man nach Jahren des Haderns über den natürlichen Verfall der Gesichtszüge wieder so aussieht, wie man sich in seinem Inneren fühlt. Kein verantwortungsbewusster Schönheitschirurg wird solche Wandlung in Aussicht

Vorwort

stellen. Denn ein Kotzbrocken bleibt ein Kotzbrocken, auch wenn sein Gesicht glatt wie ein Babypo ist.

Petra Gerster und das Facelift

In ihrem Buch „Reifeprüfung" beschreibt die populäre Fernsehmoderatorin ihre Vorher-Dialoge mit Ehemann, Kindern, Freundinnen, darunter auch Schauspielerinnen. Die Facelift-Verhinderer warnten auch sie durchgängig davor, dass man hinterher ganz anders aussehen würde. Das ist so nicht, wenn man einen verantwortungsbewussten Operateur findet. Die Kunst des Faceliftings besteht ja gerade darin, dass man nicht operiert aussieht, sondern aufgefrischt und gut erholt. Es geht auch nicht darum, dass man Falten „wegmachen" lässt und dadurch gelebtes, im Gesicht verankertes Leben verliert.

Kein Fernsehzuschauer hat das Facelift von Petra Gerster mitbekommen. Sie wird dieses derzeit ebenmäßige Gesicht trotzdem nicht bis an ihr Lebensende behalten, es sei denn, sie lässt sich alle sechs Monate mit Hyaluronsäure „aufpumpen". Beeindruckend ist vor allem ihr letzter Satz in diesem Kapitel: „…das einzig Unwürdige am Lifting sei die ganze Heimlichtuerei"

Einleitung

„Was man mit 20 versäumt, kann man mit 50 nicht nachholen". So oder ähnlich argumentierten schon vor 40 Jahren die Frauenzeitschriften, um ihren Werbekunden aus der Kosmetikindustrie Anzeigen abzuschmeicheln. Da ist sicher viel dran. Auch ein Fachwerkhaus kann man von Außen hegen und pflegen. Und trotzdem geraten die Balken und Stützmauern mit den Jahrzehnten aus der beabsichtigten Statik. Böden und Decken hängen durch, Fensterrahmen verziehen sich. Die Türen klemmen. Du bist in die Jahre gekommen, altes Haus. Keines der vielen Liftingprodukte dringt so tief in die Haut ein, um die darunter liegende Muskelstruktur in ihrer Dynamik stabil zu halten. Freilich kann man diese natürliche Gerüsterschlaffung durch Gesichtsgymnastik verzögern. Aber nicht aufhalten. Und schon gar nicht für ein Jahrzehnt.

Beim Altern im Gesicht geht das Schicksal mit den Geschlechtern ungerecht um. Bei beiden wirkt zwar die gleiche Schwerkraft, aber was beim Mann noch allemal markant aussieht, ist für die Frau eine Katastrophe. Das kann man sehr anschaulich selbst ausprobieren, indem man sich einen Schal wie einen Stehkragen um die Mundpartie wickelt. Der Rest sieht dann noch immer ganz passabel aus. Augenfältchen können neckisch und lustig sein. Aber das Kinn, herabhängende Wangen, die wie bei einer Marionette mit beweglichem Mundteil eher einer Klappe ähneln, das macht alt. Bis zu einem gewissen Alter kann man diese Kerbungen kräftig weglachen. Aber wehe, wenn es keinen Grund zum Lachen gibt? Peinlich.

Einleitung

Noch gravierender wird es, wenn frau sich auf einen am Boden liegenden Spiegel stützt. So sieht frau zum Beispiel beim Liebesspiel aus. Merke: Ab 50 sollte man dazu entweder das Licht löschen oder versuchen, auf dem Rücken oder auf der Seite zu liegen. Im Gegensatz zu Frauen, die dabei gerne die Augen schließen, neigen Männer dazu, das Gesicht ihrer Partnerin auf Indizien für einen Orgasmus zu beobachten. Ausprobieren. Grauenhaft.

Der Spiegeltrick hilft übrigens auch, einschätzen zu können, wie frau/man nach einem erfolgreichen, realistischen Facelift aussehen könnten. Dazu bringt man sich mit einem Spiegel in der Hand in etwa 45 Grad Rückenlage. Dadurch gleitet die Wangenpartie zu den Ohren. Das ist übrigens auch die Erklärung, warum aufgebahrte Tote kaum eine Falte aufweisen. Es ist nicht die Mildtätigkeit des Todes, sondern die Schwerkraft. Wer hingegen ein aalglattes Resultat anstrebt, das nur mit Wäscheklammern oder Daumen und Zeigefinger anzudeuten ist, muss später mit einem maskenhaften Gesichtsausdruck rechnen. Ein verantwortungsbewusster Chirurg wird dies ablehnen.

Merkt denn niemand etwas?

Ein gutes Facelift ist nach einigen Wochen als Facelift nicht zu erkennen. Die lieben Freundinnen bemerkten bei mir gar nichts. Oder waren sie nur unschlüssig? Ich war erst enttäuscht, dass mich niemand darauf ansprach. Ich erwartete ein „Du siehst aber gut aus". Nichts. Nicht mal die engen Nachbarn, nicht die Schwiegertochter, nicht die Arbeitskollegen. Eine Bekannte, die ich nur alle paar Monate treffe, reagierte für

Einleitung

mich unerwartet: „Ihnen geht es wieder gut, das sieht man Ihnen an!" Sie weiß, dass ich an einer schmerzhaften chronischen Krankheit mit wiederkehrenden Schüben leide. Für sie wirkte ich nun wie geheilt, nach schmerzreichen Jahrzehnten, die mir ihre Zeichen ins Gesicht geschrieben hatten.

Das Unschöne ausblenden

Der Grund, dass man auf so wenig positive Resonanz nach einem Facelift stößt, ist ganz einfach zu erklären. So wie man einem Menschen ungern sagt, dass er krank und alt aussieht, genauso hält uns die fraugemäße Rivalität davon ab, einer Geschlechtsgenossin zuzugestehen, dass sie jünger denn je aussieht, während man selbst den Verfall des eigenen Gesichts stumm beklagt.

Einen anderen Grund erklärte mir ein Psychologe. Ein gutes Facelift ohne Straffung macht kein neues Gesicht, sondern rekonstruiert ein Gesicht, das wir schon einmal hatten. Dieses Gesicht ist in den Köpfen unserer Freunde, Verwandten und Bekannten bereits abgespeichert. Es ist ihnen vertraut. Es gehört zu ihren Erinnerungen. Das Gehirn blendet die Jahre dazwischen mildtätig aus. „Früher war ich bildschön", heißt ein Sprichwort und „heute ist nur noch das Bild schön". Mit einem Facelift ist man wieder so schön, wie auf dem Foto von damals.

Einleitung

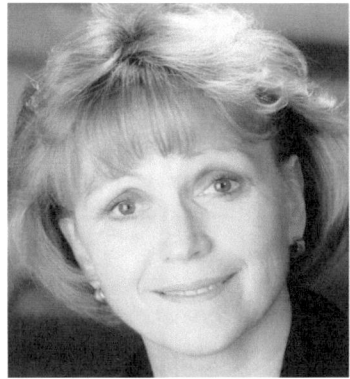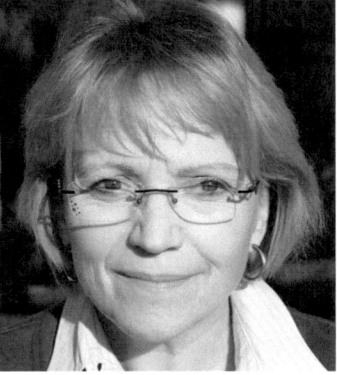

Zwischen diesen beiden Fotos liegen 13 Jahre.

13 Jahre Leben
so einfach wegschneiden?
Nein.
Es waren gute Jahre,
die in meinem Herzen
wahrhaftig leben
und in meinen Augen.
Wenn ich
in den Spiegel blicke,
heute,
dann fühle
und sehe ich
diese 13 Jahre.
Noch immer.

Alternativen

Sicher drei Jahrzehnte versuchte ich, meine Gesichtshaut mit teuren, sehr teuren Pflegeprodukten auf jugendlich zu trimmen. Ob es wirklich diese Cremes waren oder die Gesichtsgymnastik, die mich zumindest im Klassentreffen-Vergleich jugendlicher aussehen ließen, lässt sich nicht sagen. Vielleicht war es auch meine wenig madamige Art, mich zu bewegen, zu reden und anzuziehen und vor allem figürlich nicht zu entgleisen? Aber an einem bestimmten Tag erkannte ich die Grenze all dieser Möglichkeiten.

Die Buchläden sind voll von Appellen, dass man sich selbst „natürlich" liften könne.

Dabei geht es um selbstgerührte Cremes, Masken und Tinkturen, Training der Gesichtsmimik, Ernährung, Kopfkissen und Massagen. Ergiebiger war da schon eine Industriemesse im Rahmen einer Ärztefortbildung für Ästhetische Dermatologie und Chirurgie bei Frankfurt. Ich kam aus dem Staunen nicht heraus, was heute alles angeboten wird, um ohne Skalpell glatter, elastischer, jünger im Gesicht und am ganzen Körper auszusehen.

1. Oberflächenbearbeitung

Der wohl einfachste kosmetische Eingriff ist das Peeling. Dabei wird abgestorbene, verhärtete Hautoberschicht mit Emulsionen bearbeitete, die in der Art wie Sandpapier feine Scheuerpartikelchen enthalten. Das kann jeder selbst machen. Es stehen viele Produkte mit höchst unterschiedlichem „Körnungsgrad" zur Verfü-

Alternativen

gung. Wer zuviel des Guten tut, riskiert eine gereizte, gerötete Haut wie nach einem Sonnenbrand.

Fruchtsäurepeeling arbeitet, wie der Name sagt, mit Substanzen aus Früchten. Aber es sind immerhin Säuren, die in Gelform aufgetragen und nach einer gewissen Einwirkzeit kontrolliert neutralisiert werden müssen. Dadurch wird die oberste Zellschicht (Hornschicht) abgetragen. Die Haut erscheint oft schon nach der ersten Behandlung frischer, glatter und straffer. Die Hauptanwendung zielt auf grobe Poren, Pigmentstörungen und oberflächliche Falten. Man muss danach allerdings einige Zeit die Sonne meiden. Es ist also sinnlos und gefährlich, sich vor dem Urlaub im Süden damit verschönern lassen zu wollen. Außerdem benötigt man zum guten Effekt mehrere Behandlungen.

Flexibler mit der Jahreszeit ist man mit der Mikrodermabrasion. Hierbei handelt es sich um ein Abschleifen der Hautoberfläche von verhornten Hautstellen, aber auch der gemeinen, vor allem Frauen alt machenden Längsfältchen über der Oberlippe. Angeblich nützen viele Stars in Hollywood diese Verjüngungsmaßnahme, auch weil man sie immer und immer wieder machen lassen kann, auch kurzfristig vor großen Auftritten. Mittels Ultraschall werden meist auch noch ein paar zusätzliche Wirkstoffe eingeschleust, die die Haut deutlich glatter, rosig, jungmädchenhaft erscheinen lassen. Allerdings: Wenn das „Gerüst" (SMAS) baufällig ist, hängt die Haut trotzdem wie eine faltige zipfelige Bettdecke über einem durchgesessenen Sofa.

Alternativen

2. Falten zähmen

Botulinumtoxin Typ A ist ein biologisch erzeugtes Protein des Bakteriums Clostridium botulinum, das in der Augenheilkunde, in der Neurologie und in der Nachbehandlung von Schlaganfallpatienten eingesetzt wird. In der Faltentherapie wird es (Schlagwort Botox) gespritzt, um Mimikfalten zu verhindern. Es wirkt auf die Endplatte der Nerven und blockiert dort die Ausschüttung eines Botenstoffes, der für die Anspannung der Muskulatur zuständig ist.

Durch die Einspritzung von Botulinumtoxin Typ A werden bestimmte Mimikmuskeln, die Falten und Furchen erzeugen, in ihrer Aktivität gelähmt, zum Beispiel Stirnfalten, Krähenfüße, Zornes-, Nasen-, Lippen-, Kinn- und Halsfalten. Dazu muss das Mittel mit einer feinen Nadel in jene Muskeln gespritzt werden, die durch häufiges Zusammenziehen Falten verursachen. Die Anwendung dauert nur wenige Minuten, geschieht ambulant und zeigt ihre Wirkung schon nach drei bis zwölf Tagen.

Diese Muskel-Lahmlegung hält angeblich drei bis sechs Monate an. Im günstigsten Fall gewöhnt sich der Mensch an die geringere Aktivität einzelner Gesichtsmuskeln und verhindert dadurch die Neuentstehung von Falten. Angeblich habe sich die Frau des ehemaligen französischen Staatspräsidenten in ihrer Jugend Papierstreifen aufs Gesicht geklebt, um zu lernen, wie man mit minimaler Mimik spricht.

Alternativen

3. Gewebe auffüllen

Das Stichwort heißt „Filler", deutsch: Auffüller. Dabei handelt es sich um Gel-artige Substanzen auf der Basis von Hyaluronsäure, die in die Haut eingespritzt werden, um Dellen auszugleichen, Falten zu unterfüttern oder (Marketingdeutsch) „Lippen neu zu definieren", schlimmstenfalls auch Schlauchbootlippen anzulegen. Damit lassen sich auch Mundwinkel anheben und Nasolabial- und die sogenannte Marionettenfalte (siehe Kanzlerin Merkel) mildern und Gesichtszüge modellieren. Immer mehr Männer, die ihr Selbstbewusstsein hauptsächlich an ihr Aussehen koppeln, wie die unterschiedlichen Hersteller behaupten, lassen sich damit ihre Mundwinkel korrigieren, ausgeprägte Falten und eingefallene Wangen auffüllen. Man kann damit auch einen platten Po knackig „aufpolstern" oder schlaffe Waden formen. Wie geht das?

Hyaluronsäure besitzt die Fähigkeit, sehr große Mengen an Wasser zu binden (bis zu sechs Liter Wasser pro Gramm). Es füllt Gewebe auf und speichert die Feuchtigkeit sechs bis neun Monate. Das ästhetische Ergebnis ist sofort sichtbar und sieht angeblich sehr natürlich aus. Die meisten Anwendungen finden ambulant statt. Wenn der Mann abends von der Geschäftsreise zurückkehrt, empfängt ihn seine Frau frisch geplättet und mit jugendlichem elastischen Teint, wenn nicht aus Versehen ein kleiner Bluterguss die Prozedur verrät. Je nach Alter und Faltenstärke ist dies bestimmt ein guter Trick, um einen Job zu bekommen, bei dem jugendliches frisches Aussehen verlangt wird. Man muss nur rechtzeitig „nachfillen" lassen.

Alternativen

Je nach Faltentiefe wird die Hyaluronsäure in die Epidermis, in die Dermis oder in das subkutane Gewebe unter der Dermis gespritzt und sorgt für tiefenwirksame Hydration.

Hyaluronsäure wird ursprünglich aus tierischem Ausgangsmaterial, zum Beispiel Hahnenkämmen oder biotechnologisch aus Streptokokken-Kulturen gewonnen. Eine spezielle Modifikation stellen stabilisierte Hyaluronsäuren – beispielsweise mittels der sogenannten NASHA-Technologie (Nicht-Animalisch-Stabilisierte-Hyaluronsäure") – dar. Damit sollen Allergien vermieden werden.

4. Kombinationen

Zur Verschönerung der Gesichtskontur werden aber auch unterschiedliche Maßnahmen kombiniert, zum Beispiel Botox zum Falten lahm legen, Dermalfiller auf Hyaluronsäure-Basis füllen die Haut unter den Faltenfurchen auf. Einige Filler werden mit einer Spritze gezielt in bestimmte Hautareale eingebracht und auch einmassiert und modelliert. Ich sah aber auch eine Art Spritzgerät, das wie eine Nähmaschine kreuz und quer über die Wangen tackerte und winzige Mengen Filler einspritzte.

Vermutlich sind diese Alternativen nur ein schmaler Ausschnitt dessen, was heute in der ästhetischen Dermatologie möglich ist. Ehrlich: Es hat mich nicht sonderlich interessiert, weil ich keinem jugendlichen Rebuilt hinterher jage. Allerdings ertappte ich mich dabei, dass ich Gesichter von Politikerinnen im Fernsehen analysiere, die plötzlich just zu Wahlen wieder proper, geglättet und gelifted vor die Kamera treten, obwohl sie schon vor Jahren viel, viel älter aussahen. Sicher: Auf Wahlplakaten kann man Gesichter retuschieren, aber nicht vor laufender Kamera. Und auch bei Veranstaltungen, bei denen Schauspielerinnen nominiert und mit Preisen geehrt werden, erstaunt es mich nicht mehr, wie gebügelt und fluffig manche an diesem Abend aussehen, obwohl man sie viel älter kennt. Hyaluronsäure & Co. machen es möglich, vorübergehend. Auch ohne Skalpell.

5. Lifting ohne Schnitte

In den USA und nur einzelnen deutschen Kliniken wird seit einigen Jahren das Verfahren des Therma-Liftings eingesetzt. Auch damit lässt sich die Haut (nicht nur im Gesicht) straffen und die Gesichtskonturen verfeinern. Das Besondere ist, dass man nach einer etwa einstündigen Behandlung außer einer Rötung wie nach einem zu schnellen Lauf nichts von dem Eingriff sieht und trotzdem ein auffallender Verjüngungseffekt zu sehen ist.

Was passiert da. Über ein Handgerät werden kontrollierte Mengen von Radiowellenenergie an die tieferen Hautschichten abgegeben. Während die Oberfläche der Haut gekühlt wird, erwärmt sich das Kollagengewebe und zieht sich zusammen. Das Verfahren regt zusätzlich die körpereigene Neuproduktion von Kollagen an. Der straffende Effekt hält in der Regel bis zu einem Jahr an. Ich traf eine ältere Dame im Wartezimmer der Klinik, die das jedes Jahr an sich machen lässt. Ich sah sie vor der Behandlung und kann daher nicht sagen, wie gut der Effekt danach war.

Das Beratungsgespräch

In der Regel kostet das Geld, von 50 Euro aufwärts. Und die Krankenkasse bezahlt das nicht, auch nicht die private. Ich würde mich nicht darauf einlassen, dass dieses Vorgespräch eine Arzthelferin führt, sondern ausschließlich derjenige, der diese Operation auch durchführen würde. Auch wenn derjenige zum OP-Termin krank wäre, würde ich lieber den Termin verschieben.

Ich rate auch ab von normalen Kliniken, die neben Blinddarm, Bandscheibe „auch" ästhetische Operationen anbieten. Das Angebot ist zwar meist preiswerter und die Nachsorge ist sicher auch okay. Aber wie viel Übung hat der Operateur, der nur ab und zu mit dem Skalpell aufs Gesicht zugeht?

Ich denke auch kritisch über eine Praxis oder Klinik, wo ein und derselbe Operateur alle Eingriffe macht. Was weiß ich, wie häufig er ein echtes Facelift macht? Vielleicht operiert er Schlupflieder am Fließband und ist darin ein echtes Ass? Ich habe aber keine Schlupflieder. Ich habe Hängebäckchen. Und ich suchte einen Spezialisten für Facelift.

Wichtig, dass ein Vertrauensverhältnis entsteht. Wenn man das Gefühl hat, dass mehr gemacht werden soll, als man eigentlich wollte, sollte das stutzig machen. Also fragte ich gezielt nach dem Spezialisten für Hängebäckchen. Und damit begann das Abenteuer, über das ich hier gerne berichte. Gleich vorweg: Ich bereue es nicht.

Beratungsgespräch

Arztgespräch

Hängebäckchen seien das aber nicht, werde ich von dem Chirurgen belehrt. Egal. Ich will diese Dinger da am Kinn weghaben, die mein Gesicht alt machen. Macht man da Abnäher? Vor den Ohren? Er schüttelt den Kopf und ich werde nun erst einmal fotografiert, von Vorne, von Links und von Rechts. Und schon sehe ich mich auf dem Monitor. Grausam. Das muss ein Wahnsinns-Objektiv sein; denn man kann selbst die Poren erkennen, die sich wie Löcher eines Käses um meine Nasenflügel tummeln. Alle Furchen und Linien scheinen noch tiefer und markanter zu sein, als sie mir im heimischen Spiegel begegnen. „Ja, das Objektiv zeichnet wirklich schonungslos", beschwichtigt der Chirurg mein Entsetzen und beschreibt mit seinem Kugelschreiber die Situationsanalyse. Die Einbuchtungen unter den Augen – ich nenne das schlicht Augenringe – könnte man unterfillen. Will ich nicht. Meine Oberlider würden auch schon ein wenig hängen. Sie sollen hängen. Mein Hals? Oh ja, da gibt es zwei Senkrecht-Säulchen, die früher oder später zum Truthahnhals führen könnten. Der Chirurg beruhigt mich. Beim Facelift könnte man da etwas straffen, auch wenn sonst bei der eigentlichen OP nichts gestrafft werde. Wie bitte?

SMAS statt Maske

Bis zu den 70er Jahren bestand ein Lifting aus der reinen Straffung der Haut. Dadurch entstand ein maskenhaftes Gesicht, das etliche Prominente mit Polemik versorgte. Die Vorurteile halten sich noch heute, von wegen, dass der Mund dann bis zu den Ohren reichen

Beratungsgespräch

würde. Übrigens gab diese vorsintflutliche Straffung schnell wieder nach. Die heutige Operationstechnik verläuft ganz anders. Die Gesichtshaut wird vor und hinter den Ohren aufgeschnitten, vorsichtig von der darunter liegenden Muskelstruktur abgelöst und zum Operieren hochgeklappt. Das aus Muskeln, Bindegewebe und Fett bestehende Unterhautgewebe, das SMAS (Superfiziell-Muskulär-Aponeurotisches System) wird vom Kinn bis zum mittleren Gesichtsdrittel verkürzt und neu befestigt. Fettpartien werden neu modelliert und korrigiert. Dann wird die Haut wieder locker über das SMAS gelegt und spannungsfrei vor und hinter den Ohren vernäht. Ein paar überflüssige Schnipsel Haut fallen dabei schon ab. Die Fäden lösen sich von selbst auf. Das ekelige Fädenziehen entfällt.

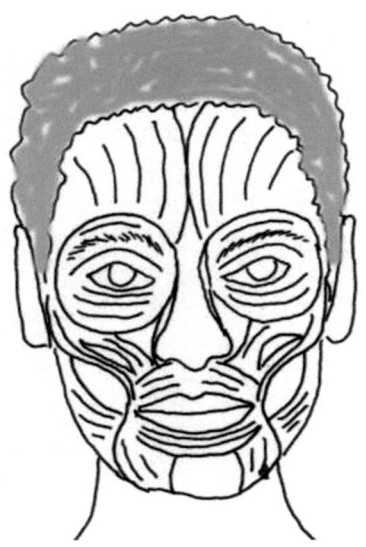

Muskuläres Grobschema

Risiken

Wie jeder operative Eingriff birgt auch diese Operation Risiken und mögliche Komplikationen. Auch deshalb sei es angeraten, sich vor der Auswahl des Schönheitschirurgen über seine Erfahrung und seinen Ruf zu erkundigen.

Risiken bei der Narkose*

- Stärkere Blutungen durch Verletzungen von Blutgefäßen

- Blutergüsse und Infektionen im Bereich der Einstichstelle oder eines Venenverweilkatheders

- Absterben von Gewebe

- Venenreizungen

- Nervenschäden

- Blutvergiftung

- Lähmungen

- Haut- und Gewebeschäden durch die Lagerung auf dem Operationstisch

- Nervenschäden und Lähmungen an Armen und Beinen durch Druck oder Überstreckung während der Narkose

- Übelkeit, Juckreiz, Hautausschlag als allergische Reaktion auf Betäubungs- und Schmerzmittel

- Unerwünschte Reaktionen auf Medikamente, Desinfektionsmittel und Latex

Risiken

- Atembeschwerden oder Kreislaufreaktionen
- Lebensbedrohliche Komplikationen wie Herz-Kreislauf- und Atemstillstand
- Organschäden
- Embolie
- Einfließen von Speichel oder Mageninhalt in die Lunge
- Krampfartiger Verschluss der Luftwege
- Massive Stoffwechselentgleisungen

* Entnommen dem Besprechungsprotokoll mit den Anästhesisten.

Auch die Operation birgt wie alle operativen Eingriffe Risiken, über die man aufgeklärt werden sollte.

- Stärkere Blutungen
- Thrombose
- Schmerzen, Schwellungen, Blutergüsse
- Gefühlsstörungen im Operationsgebiet
- Bei Verletzung von Halsnerven kann es zum bleibenden Taubheitsgefühl im Bereich der Ohren kommen
- Verletzungen des Gesichtsnervs, was sich teilweise reparieren lässt

Risiken

- Eröffnung der Speicheldrüsenkapsel mit nachfolgender Speichelfistel
- Verhärtete Narben, Narbenwucherungen
- Nekrosen, abgestorbenes Gewebe
- Schrumpfende Narben, die zu Bewegungseinschränkungen führen
- Verzogene Ohrläppchen
- Verzogene Ohrknorpel und Gehöreingang
- Veränderung der Nackenhaarlinie
- Dauerhafter Haarausfall durch Narben in der behaarten Kopfhaut
- Unbeweglichkeit der Stirn
- Absinken der Augenbrauen
- Entstehung eines Triefauges
- Schwerwiegende Komplikationen im Bereich lebenswichtiger Funktionen (Herz, Kreislauf, Atmung, Nieren)
- Komplikationen bei Übertragung von Fremdblutkonserven, Plasmaderivaten und anderen Blutprodukten (z.B. Hepatitis, HIV, BSE)
- Infusionen und Infektionen können zu örtlichen Gewebeschäden wie Abszessen, Nekrosen, Reizungen, Nervenschädigungen führen

Diese Kollektion der Risiken ist vermutlich ein Auszug aus der Liste der Schadensersatzansprüche an die

Risiken

Haftpflichtversicherungen der Schönheitschirurgen, wobei die „Schwarzen Schafe" die Multiplikationsrolle spielen.

Merke: Ein guter Schönheitschirurg hat immer eine Haftpflichtversicherung. Einer, der schon für Schadensersatzforderungen gesorgt hat, wird entweder gar nicht mehr versichert oder er müsste einen horrenden Beitrag zahlen.

Keine falschen Erwartungen

Es soll tatsächlich Frauen und Männer geben, die mit dem Foto eines Schauspielers oder einer Künstlerin zum Schönheitschirurgen kommen und verlangen, dass sie „so aussehen" wollen. Eine Frau aus den USA ließ sich durch unzählige Operationen an Körper und im Gesicht zu einer lebenden Barbi-Puppe umarbeiten.

Sicher wird es Chirurgen geben, die für Extra-Honorar Risiken eingehen, solchen Wunschbildern sehr nahe zu kommen. Aber dieses Büchlein möchte solche Optionen nicht vermitteln. Wer sich ein neues Gesicht wünscht und glaubt, damit ein neuer, vielleicht erfolgreicherer oder begehrterer Mensch werden zu können, wird an seiner eigenen Oberflächlichkeit scheitern.

Wie in vielen Lebenssituationen sei auch beim Facelift Demut angezeigt; dem Operateur und dem Operierten. Ein Gesicht ist kein Auto. Kein Gesicht ist symmetrisch. Mimik wird gelenkt durch unsere Gedanken und nicht durch die Schnittführung des Skalpells.

Zitat eines Münchner Schönheitschirurgen: „Erotik entsteht durch Ausstrahlung, nicht durch die Fassade".

Vorbereitungen

Neun Dinge, die man vor der OP organisieren sollte

Wer seine Haare regelmäßig färbt, sollte das vor der OP tun. Die Narben vor und hinter den Ohren könnten empfindlich auf Färbestoffe reagieren. Außerdem geht die Friseurin dieser Eingriff gar nichts an. Auch ein Haarschnitt könnte nicht schaden, es sei denn, man will die Haare wachsen lassen. Nach sechs Wochen fällt der Eingriff nicht mehr auf.

Mildes Haarshampoo besorgen, weil wegen der Narbenpflege die Haare in den ersten Wochen täglich gewaschen werden sollen.

Zahnarzttermine vorher erledigen, weil man die ersten Wochen den Mund nicht so weit aufmachen kann, wie es der Zahnarzt gerne hätte.

Neue Ausweispapiere verschieben. Die Ausstellungsbehörde könnte beim Abholen mit dem Antlitz nicht einverstanden sein.

Wenigstens eine Woche Ruhe einplanen. Zum einen bekommt man Hämatome und Schwellungen im Gesicht und am Hals, zum anderen helfen Entschleunigung und Entspannung beim Heilungseffekt.

Blickdichte Abdeckcreme (Camouflage) besorgen, wenn man doch Termine wahrnehmen muss oder will.

Eventuell Termine für Lymphdrainage (frühestens eine Woche nach OP) vereinbaren.

Merke: Nicht jeder Therapeut, der Lymphdrainage am Körper anbietet, kann das auch im Gesicht. Fragen!

Termine für Sport, Fitness-Studio und Sauna absagen. Die ersten drei bis vier Wochen soll alles vermieden

Vorbereitungen

werden, was die Gefäße erweitert und zum Schwitzen anregt.

Kopf-Über-Tätigkeiten bei der Wohnungspflege vorher erledigen.

Dinge für nach der OP

Mitnehmen in die Klinik: Zahnseide und Mundspülung statt Zahnputz mit Zahnbürste, Kopftuch oder Schlapphut für den Nachhauseweg.

Nackenhörnchen besorgen, damit man den Kopf nach der OP zum Schlafen auf den Rücken fixieren kann.

Keilkissen bereitlegen. Je höher der Kopf liegt, umso besser können die Schwellungen nachts abfließen.

Kosmetiktücher besorgen, zum vorsichtigen Narben-Abtupfen der Duschnässe.

Eine Kollektion an Ausreden ausdenken, falls man wirklich auf blaue Flecken oder geschwollenes Gesicht angesprochen wird.

Wer mag, eine Kamera ausleihen oder einen Freund verpflichten, der den Fortgang der Heilung dokumentiert.

Blusen und Pullis mit hohem, nicht zu engem Kragen bereitlegen, um Schwellungen und Verfärbungen zu verstecken, wenn man doch eher nach Außen muss, als man sich sehenswert glaubt.

Die Operation

Ausziehen. Komplett. Flügelhemd. Statt Schlüpfer eine Art Minimal-Tanga. Der verhüllt ja nun wirklich nichts. Der OP-Tisch, mehr ein kuscheliges angewärmtes Polsterbett, nimmt mich auf wie ein wohlmeinender Schoß. Das tröstet über den Gedanken hinweg, dass es immerhin eine Operation ist, der ich mich unterziehe; eine völlig unnötige Operation.

Der Chirurg zieht mit einem weichen lila Stift die geplanten Schnitt-Linien über meine Wangen. Bis zu diesen Linien wird er also die Haut vom Gewebe ablösen und nach oben klappen, um den Unterbau anzuheben und neu „festzutackern". Der Anästhesist greift sich meinen Arm und führt mir die Nadel zur Narkose ein. Wie man mir vorher sagte, ist es keine Vollnarkose im üblichen Sinn, sondern eine Art Dämmerschlaf, in den ich geschickt werde. Er wird so leicht sein, dass man mich jederzeit munter machen könnte, um meine Mimik zu prüfen. Er wird aber auch tief genug sein, damit ich keine Schmerzen verspüre. Ich will es glauben. Man hat mir versprochen, dass ich nach der OP auf eigenen Beinen in mein Zimmer gehen könne. Schaumermal.

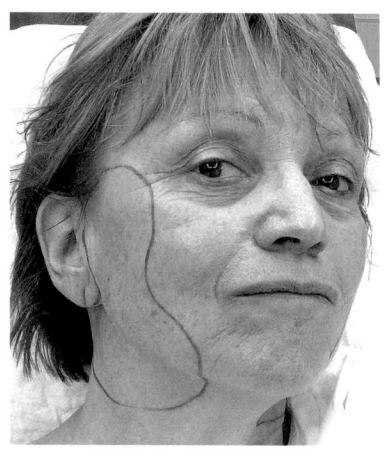

Die Operation

Vier Stunden später – für mich ein Gefühl wie nach zehn Minuten – spricht mich der Chirurg an. Mein Kopf ist warm eingepackt, wie ich es sonst nur vom Winter am Meer kenne. Ich fasse an meine Wangen. Schaumstoff. Mir tut nichts weh. Man reicht mir einen Strohhalm mit Wasser. Und einen Spiegel. Ich sehe aus wie eine Nonne. Ganz oben haben sie einen Haarpuschel herausgezupft, der wie ein Gamsbart aus der Verpackung lugt. Witzig. Sonst ist nichts zu sehen. Kein Blut. Keine Nähte. Keine Klammern. Bin ich überhaupt operiert?

Wie angekündigt, kann ich selbst aufstehen und gehe auf eigenen Füßen in mein Zimmer. Vor meinem Bauch baumeln zwei durchsichtige Flachmänner als Drainagen. Die Schläuche dazu stecken in Löchern hinter meinen Ohren. Damit sollen Blut und Lymphe abgesaugt werden.

Ich nehme das Zimmer kaum wahr, nur Weiß und Rot. Ich lasse mich ins Bett gleiten. Eine Schwester erzählt mir etwas von Ausruhen und Kühlung. Neben meinem Bett schnauft eine Maschine mit zwei blauen Schläuchen, die zu einer Kühlmaske fürs Gesicht führen. Ich sehe damit aus wie ein Außerirdischer. Alle paar Minuten springt die Maschine an, als hole sie tief Luft. Sie pumpt kaltes Wasser in die Rillen der Maske. Das tut gut. Ich dämmere vor mich hin.

Noch weiß ich nicht, wie die Sache ausgegangen ist. Ich berühre vorsichtig meine Lippen. Sie sind voller Gefühl. Ich taste an meine Nase. Auch keine Veränderung. Dann gleiten meine Finger über die Wangen rechts und links der Nase und unter die Augen. Das

Die Operation

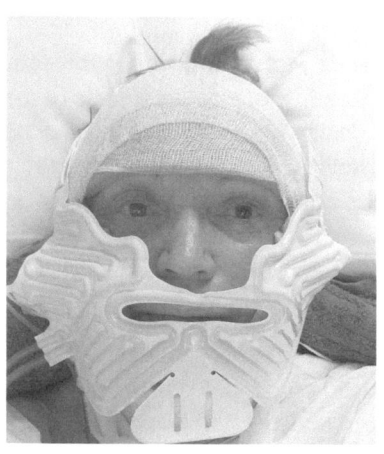

Stück Haut, das aus meinem Verband ragt, fühlt sich an wie immer. Bin ich überhaupt operiert worden? An meinen Ohren spüre ich ein Ziepen, so wie von einer Brille mit scharfkantigen Bügeln. Wie angekündigt, melden sich Kopfschmerzen, nicht schlimm aber eben Kopfschmerzen, die ich sonst nie habe. Entspannen.

Irgendwann kommen Rückenschmerzen hinzu. Ich akzeptiere sie gnädig. Vermutlich die OP-Liege. Der Chirurg kommt und wechselt den Verband. Er sei zufrieden. Es sei alles gut gegangen, abgesehen davon, dass ich mich trotz Dämmerschlafs unheimlich verkrampft hätte. Er hätte an mir wie an der Eiger Nordwand herumkraxeln müssen, weil sich mein Hals nicht biegen ließ. „Spitzen Sie mal die Lippen!" Ich spitze. Funktioniert.

Drei Stunden später setzt ein leichter Wundschmerz hinter den Ohren ein. Man serviert mir ein Nudelgericht, wozu ich aufstehen darf. Ich schlürfe die Nudeln zwischen kaum geöffneten Lippen ein. Das geht ganz gut. Aber es ist doch erstaunlich, wie viel Muskeln im Gesicht angestrengt werden müssen, um so weiches Essen mit der Zunge wegzudrücken. Obwohl mir die Nachtschwester vom Zähneputzen abrät, schiebe ich

Die Operation

mir die Zahnbürste zwischen die Zähne und putze mit geschlossenem Mund.

Es kräuselt in meiner Nase. Jetzt bloß nicht niesen, schießt es mir durch den Kopf. Aber es lässt sich nicht verhindern. Mit beiden Händen halte ich mein Gesicht fest und versuche zusammen zu halten, was vermutlich nur durch eine Naht verbunden ist. Es zerreißt mich schier. In meiner Fantasie schwillt mein Kopf an wie ein Luftballon, um dann in Fetzen zu platzen. Gut gegangen.

Ich versuche zu lesen, aber die immer stärker werdenden Rückenschmerzen halten mich davon ab. Sie werden im Laufe von Minuten unerträglich. Ich ziehe die Beine an. Keine Besserung. Ich stelle das Kopfteil hoch. Sie bleiben. Ich klingele nach der Nachtschwester.

Sie erklärt mir, dass die meisten der Operierten Rückenschmerzen hätten. Das läge wohl an der OP-Liege. Immerhin dauere so eine OP vier Stunden. Aber das hilft mir auch nicht.

Ich stehe auf und laufe im Zimmer herum; dabei vergehen die Schmerzen. Ich lege mich wieder hin. Und da sind sie wieder, quälender als je zuvor.

Mein Blick fällt auf meinen Nachttisch. Dort steht ein Glas, halb gefüllt mit Wasser und darin ein Strohhalm. Wie eine Vision wird mir klar, dass ich seit gestern Abend nicht mehr als ein halbes Glas Wasser zu mir genommen habe. Und plötzlich sehe ich ganz deutlich meine Nieren, wie sie sich vor Trockenheit wie Erdnüsse krümmen. Wie ein Ertrinkender hänge ich mich

Die Operation

an den Strohhalm und trinke das restliche Wasser aus. Ich taste mich ins Badezimmer und trinke mit dem Zahnputzbecher aus dem Hahn soviel ich kann. Und tatsächlich vergehen die Rückenschmerzen. Nach einer Stunde sind sie vollends verschwunden. Als ich das der Nachtschwester erzähle, die alle Stunden bei mir hereinschaut, hält sie das für unmöglich. Sie selbst trinke am Tag nicht mehr als einen halben Liter. Ich sage ihr nicht, dass ich sie für ziemlich dusselig halte und schlafe ohne Beschwerden durch bis sieben Uhr.

Tag 2

Ich liege noch immer wie ein verpacktes Geschenk im Bett und halte meine Mimik in Grenzen. Ob ich schon sprechen darf? Es kneift nur ein wenig hinter den Ohren.

Ich versuche zu lächeln. Tut nicht weh. Mit dem Wunschfrühstück traf ich eine schlechte Entscheidung. Toast, Butter und Honig sind doch nicht so einfach zu kauen, wie ich dachte. Ich bröckle nur ein wenig am Toast herum und schiebe mir winzige Bissen zwischen die Lippen. Nein, es tut nichts weh. Aber etwas in mir sagt, dass ich den Mund so wenig wie möglich bewegen sollte. Erst jetzt nehme ich den Raum wahr. Am Fenster steht eine langstielige rote Rose. Darunter ein Kühlschrank. Später entdecke ich, dass er mit frischen Säften und vielen Flaschen Mineralwasser gefüllt ist. Und ich hänge mich in der Nacht an den Wasserkran.

In einer weißen Papier-Tragetasche liegen verschiedene Medikamentenpackungen und eine große dicke Tube Salbe. Es handelt sich dabei um ein Antibiotikum, um Ananas-Enzyme, die beim Abschwellen des Gesichts

Die Operation

helfen sollen, um ein Schmerzmittel. Zwei Fertigspritzen Heparin soll ich die nächsten Tage noch in die Bauchfalte einspritzen als Thrombose-Prophylaxe. Bei der Salbe handelt es sich um eine silberhaltige antibakterielle Creme zur Pflege der Gesichtshaut und der Narben.

Man entfernt mir den Verband. Die Drainagen hinter den Ohren werden gezogen; das war bisher der schmerzhafteste Vorgang, auch wenn er nur Sekunden dauerte. Ich greife nach dem Spiegel und sehe dunkle Linien auf meinen Wangen. Ich erschrecke. Liegen hier die Nähte?

Mitten im Gesicht? Nein, es sind noch immer die Hilfslinien von vor der OP. Sie lassen sich mit Spucke wegwischen. Außer, dass mein Gesicht etwas aufgedunsen ist, sehe ich wie fast immer aus. Ich wage es kaum, mir die Ohren anzusehen. Wie mit einer Kordel zusammengezurrt führen Vernähstellen vor den Ohren in die Haare. Was hinter den Ohren ist, sehe ich zum Glück nicht. Das sieht viel dramatischer aus. Ich werde es erst Zuhause mit zwei Spiegeln ergründen.

Nun soll ich duschen. Ich kann es kaum fassen, dass ich mit diesen frischen OP-Wunden unter die Dusche soll und dann auch noch mit Haarshampoo. Da sei ein täglicher Akt der Narbenpflege, wird mir gesagt und ich solle tatsächlich mit den Händen über die Narben streichen, damit sich Gerinsel und Grinde lösen und es erst gar nicht zu Entzündungen führen könne. Vorher bekomme ich aber noch Sprühverband auf die Stellen; das macht mich etwas mutiger.

Die Operation

Meine Haare sind verklebt. Man hat sie mir wohl mit einem Gel aus dem Gesicht drapiert, damit sie bei der OP nicht stören. Höchst vorsichtig recke ich meinen Kopf in den Nacken, um zu vermeiden, dass mehr als notwendig vom Shampoo auf die Nähte kommt. Es geht erstaunlich gut. Vorsichtig trockne und tupfe ich meine Haare ab, als sei es eine chinesische Vase. Als ich die Füße abtrocknen will, schießt mir das Blut ins Gesicht. Vorsichtig. Ich soll möglichst aufrecht bleiben, damit keine Gefäße im Gesicht durch vermehrten Blutstrom gedehnt werden.

Staunend stehe ich vor dem Spiegel. Wenn die Haare so herunterhängen, möchte man nicht glauben, welches Abenteuer hinter mir liegt. Ich rümpfe die Nase. Geht. Ich lächle. Tut nicht weh. Spannung empfinde ich nur, wenn ich den Kopf drehe. Wenn ich rechts und links auf die Wangen direkt vor den Ohren drücke, fühlt sich das an wie geknautschtes Papier, unter dem ein leises Gluckern zu spüren ist. Sorge kommt auf, dass hier die abgelöste Haut nicht mehr festwächst. Dass sich hier eine Nekrose bildet. Eine großflächige Narbe, die mich verunziert.

Der Chirurg zerstreut meine Bedenken. Wir verabreden uns in drei Tagen.

Der Heilprozess

Heimkehr

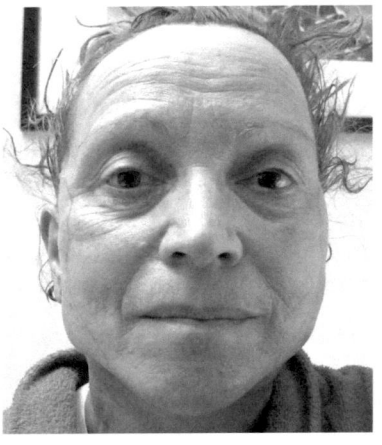

Die Taxifahrerin redet mit mir belangloses Zeugs. Ich bin froh, dass sie mich nicht zielgerichtet ins Gespräch zieht; denn selbstverständlich weiß sie, was das für eine Klinik ist, von der sie mich abholt und nach Hause bringt. Ich klingle an unserer Haustür. Noch ehe mein Mann etwas sagen kann, stelle ich mich vor: „Hallo, hier Pfannkuchengesicht!".

Er: Ich wollte gerade einkaufen fahren. Ich: „Ich komme mit." Er: „Wirklich?" Ich: „Ja, oder siehst Du etwas?" Trotzdem ziehe ich mir den Parka-Kragen etwas höher. Es ist November und die Kälte brennt ein wenig an den Wangen.

Abends feuert mein Gesicht. Ich drücke mir ein Kühlkissen auf die Wangen. Das tut gut. Zum Schlafengehen baue ich mir eine erhöhte Kopfposition und polstere mein Nackenhörnchen mit einem Frottiertuch aus. Meine Sorge ist groß, ich würde mich während des Schlafs wie gewohnt auf die Seite legen. Ich träume mehrfach, wie ich mich umwerfe und werde wach, bevor ich auf der Seite lande.

Der Heilprozess

Tag 3

Heute sehe ich ganz anders aus als gestern. Mein Kiefer wirkt viel breiter. Ich taste über die geschwollene Kinnpartie. Es fühlt sich an, wie aufgeblasen. Das Gluckern auf der rechten Wangenseite ist noch da, links hingegen scheint alles schon angewachsen, glaube ich zu fühlen. Die Narben vor den Ohren sehen noch erschreckend frisch aus. Ob sich das wirklich bis zur Unkenntlichkeit verwächst? Wann werde ich die Haare wieder hinter die Ohren kämmen können?

Die tägliche Duschprozedur verläuft schon selbstverständlicher. Unter dem fließenden Wasser taste ich an den Nähten vor und hinter den Ohren die Wülste nach. Es haben sich blaue Ergüsse gebildet. Ich spüre kleine Beeren an den Nähten. Weil Fingerkuppen wie ein Vergrößerungsglas empfinden und dadurch alles schlimmer machen, als es ist, schaue ich das mit einem Rückspiegel an. Es sind für meine Begriffe riesige Vernähungen, die ich vor und hinter den Ohren habe. Auch meine Ohrläppchen scheinen neu angenäht zu sein. Hatte ich vorher schon angewachsene Ohrläppchen? An einem Ohrläppchen bemerke ich ein kleines Fältchen, so als habe man einen Ärmel eingenäht, der etwas zu weit im Achsenumfang ist. Ein bisschen fremd komme ich mir im Spiegel schon vor. Das Lächeln ist klein und zaghaft. Was wird noch kommen?

Tag 4

Wie empfohlen, pople ich mit den Fingern beim Duschen ein bisschen an den Nähten herum, damit sich keine Krüstchen bilden als Brutstätte für Bakterien. Meine Wangen sind noch breiter geworden, als würde

Der Heilprozess

ich eine Minisalami quer im Mund tragen. Das Ganze sieht nicht entstellt oder hässlich aus, sondern einfach nur anders, als ich es die letzten Jahre gewohnt war. Erstmals lege ich Augen-Make-up auf und Wimperntusche. Und ich fahre nicht mit dem Auto zur Klinik., sondern mit hochgestelltem Kragen und wie immer mit dem Omnibus. Eine Frau, die mich kennt, erkennt mich nicht. Ich sage auch nichts und tue so, als sei ich eine andere.

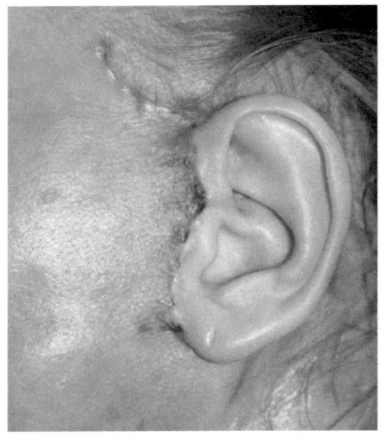

Ob das jetzt immer so ist?

Der Chirurg ist mit dem Heilprozess zufrieden. Lediglich zwei rote Stellen vor den Ohren solle ich verstärkt mit der Silbersalbe pflegen, dick eincremen und die Salbe mit einem Stückchen Klarsichtfolie fixieren. Es sei normal, dass ich die Spannung im SMAS noch spüre. Tatsächlich fühle ich, dass man mir die Wangenmuskeln hoch genäht hat. Einen Zahnarzttermin könnte ich noch nicht wahrnehmen. Aber meine übliche Gesichtsgymnastik geht schon ganz gut. Brauche ich die überhaupt noch?

Tag 5

Ich werde mir wieder ähnlicher. Oder habe ich mich nur an diesen Anblick gewöhnt? Das Rundformat der letzten Tage tendiert langsam in Richtung Oval.

Der Heilprozess

Zusammen mit den noch geschwollenen Schläfen ergibt sich fast eine Herzform. Sehe ich aus wie Uschi Glas?

Die von der ersten Nonnenverpackung direkt nach der OP aufgedehnte Brille fällt mir nun zunehmend von den Ohren. Um den Hals sehe ich aus, als habe eine Würgeschlange mit mir gekuschelt. Es fing schon gestern an, dass sich hier gelbe, grüne und blaue Flecken bis zu den Schlüsselbeinen bildeten. Sie fühlen sich schwammig an und wenn ich drauf drücke, schmerzt es, als wenn ich am Vortag mit einem Schiffstau vermöbelt wurde. Fast erschreckt registriere ich, dass sich am Kinn kleine blaue Dreiecke bilden, just da, wo die Hautsäckchen standen, die ich dachte, losgeworden zu sein. Ein OP-Fehler?

Die Knutschflecken vor den Ohren sind noch da. Wieder pappe ich Salbe drauf und klebe ein Fetzchen Klarsichtfolie darüber. Am Abend spielt mir diese Prozedur einen Streich. Plötzlich höre ich schlechter? Oh Schreck. Ein Hörsturz? Vorsichtig taste ich an das Ohr und drücke drauf. Erst da merke ich, dass mir die Klarsichtfolie direkt vor den Gehörgang gerutscht ist.

Tag 6

Die kleinen blauen Dreiecke am Kinn verstärken sich zu zwei Balken wie ein zu dünn geratener Backenbart. Jetzt muss Camouflage ran, wenn ich mich draußen sehen lassen will, sonst denkt noch jemand, mein Mann habe mich verprügelt. Der Spiegelblick hinter das linke Ohr zeigt mir, dass ich zu wenig für die Narbenpflege getan habe. Es haben sich zwei erbsengroße Knubbel gebildet und sie tun weh, wenn ich die Brille

Der Heilprozess

drauf setze. Den tschitzscheringrünen Hals verberge ich unter einem Rollkragen.

Tag 7

Die blauen Striemen an den Wangen haben sich vergrößert. Ich sehe schrecklich aus.

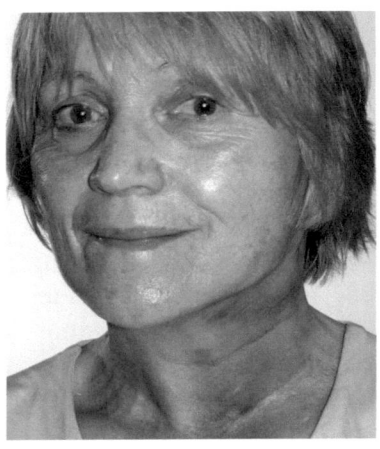

Dabei hatte ich gehofft, dass die Heparinsalbe, die ich seit gestern einreibe, das Blut zersetzt und abtransportiert. Mein erster Termin für die Lymphdrainage verläuft spannend. Der Therapeut hatte mir zwar versichert, dass er Erfahrung mit derartigen Lymphansammlungen habe, aber so vorsichtig, wie er hier und da ein wenig rüttelt, lässt mich erst zweifeln. Aber dann erklärt er mir, was er macht. Er lockert die Öffnungen der Lymphgefäße, damit sich der Stau in meinem Gesicht auflöst und die Lymphe abfließen kann. Ausgestattet mit diesem Wissen spüre ich tatsächlich ein leichtes, in Richtung Kinn rieselndes Gefühl in beiden Wangenpartien. Der Chirurg meinte übrigens, dass die Abschwellung ohne Lymphdrainage auch nicht länger dauern würde. Einbildung?

Der Heilprozess

Kleiner Ausreden-Katalog

Mein Implantologe hat versagt

Als diese Oma über die Straße rannte, musste der Busfahrer aber kräftig bremsen

Nein, mein Mann hat mich nicht geschlagen

Mein Chef ist ein brutaler Kerl

Ich bin die Treppe hinunter gefallen

Nein, ich möchte nicht ins Frauenhaus

Das trägt man heute so

Mein Zahnarzt ist ausgerutscht

Das passiert schon mal in der Hochzeitsnacht

Tag 8

Auf der linken Wange hat sich über Nacht ein dicker blauer Balken entwickelt. Er steht da wie mit einer Brush-Up-Schablone aufgesprüht. An den Schläfen jedoch ist seit heute wieder der knöcherne Schädel zu spüren. Der Hals sieht aus wie das Fell eines fleckigen Indianerpferds, eine wilde Mischung aus Violett, Gelb und ein bisschen Rosa.

Beide Gesichtshälften halten sich in keiner Weise an eine Art Symmetrie. Rechts sind die Nähte vor und hinter den Ohren schon wieder hautfarben, links sind die Linien noch violett. Und hinter dem Ohr sind noch immer diese beiden Knubbelchen, die mich beim Telefonie-

Der Heilprozess

ren stören. Überhaupt die Ohren. Als Kind hatte ich vergeblich versucht, das Ohrenwackeln meines Vaters nachzumachen. Jetzt spüre ich, dass alleine der Gedanke an meine Ohren kleine Schmerzschreie erzeugt.

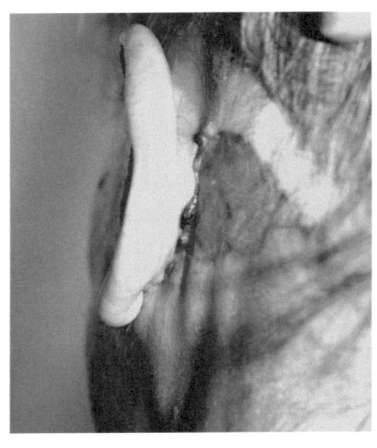

Beim Abbeißen, Niesen und Sprechen spüre ich die Spannung im SMAS. Vielleicht ein bisschen zu stark angetackert? Werde ich jemals wieder spontan und herzhaft lachen können?

Selbst nach einer Woche schießt mir das Blut wie mit Nadelstichen ins Gesicht, wenn ich mich ohne Nachzudenken nach unten bücke. Muss ja nicht sein. Also runter in die Knie zum Schnürsenkelbinden.

Tag 11

Die Schwellungen gehen weiter zurück. Auch die violetten Verfärbungen am Hals und an der linken Wange werden blasser. Die Narbe hinter dem linken Ohr schmerzt noch immer. An den Kinnstellen, wo sich die verhassten Hautfalten befanden, nisten sich zwei lanzenförmige Blaustellen ein und wollen nicht verschwinden. Ich verdecke sie mit Make-up.

Mein Gesicht fühlt sich an, als hielten es zwei warme Hände umfangen. Die Spannung beim Beißen und Kauen ist noch da, aber sie gibt nach. Die Nachbarin

Der Heilprozess

kommt auf einen Espresso und sagt: …nichts. Jetzt will ich es wissen. Das Gleiche wiederholt sich bei einem anderen Paar, das wir besuchen. Ist das Licht so schlecht? Sie ist zwei Jahre jünger als ich, aber im Moment sehe ich jünger aus, meine ich. Nichts.

2 Wochen danach

Interessiert sich denn wirklich niemand für mein Gesicht? Ich hatte mir doch so viele gute und originelle Ausreden parat gelegt, von wegen: „da konnte der Busfahrer nur noch schrill abbremsen…" oder „…bin unter die Straßenbahn geraten…". Nichts. Nur mein Enkel, acht Jahre alt, fragt mich, was ich denn da im Gesicht hätte. Ich: „Blaue Flecke; die hast Du doch manchmal auch". Er: „Aber die gehen wieder weg!". Ich: „meine auch". Dialogende.

Das Nackenhörnchen beim Schlafen hat ausgedient. Ich liege wieder auf meinem normalen Kopfkissen, allerdings mit einem Kissen darunter, damit die Lymphe nächtens weiter abfließen kann und sich nicht staut. Manchmal werde ich munter, weil ich doch auf der Seite liege. Es ist nur noch ein geringer Druckschmerz zu spüren. Aber beim Telefonieren merke ich noch, dass mir die Ohren neu angenäht wurden. Beim Duschen spüre ich herausstehende Fädchen, die sich aber als kleine Hautfetzchen entpuppen, die man abpopeln kann.

Der Heilprozess

3 Wochen danach

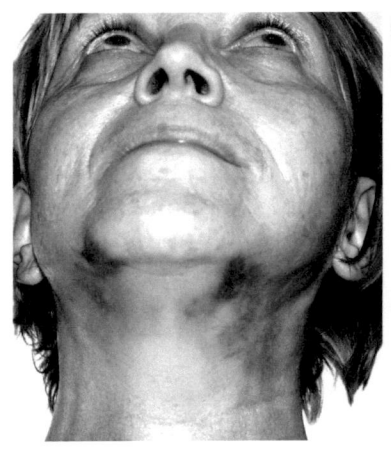

Ich beobachte, wie ich mir immer wieder im Spiegel zulächle. Am rechten Kinn befindet sich noch immer ein kleines Hämatom, das auf dem schnellen Blick wie eine Falte aussieht. Beide Wangen sind von den Schläfen bis zum Hals noch immer ein wenig geschwollen. Es fühlt sich an, als trüge ich ein Band um mein Gesicht. Besonders wenn ich in kalter Luft unterwegs bin, nimmt eine gewisse Spannung zu.

Etwas anderes macht mir Sorgen. Auf der linken Wange hat sich eine längliche zähteigige Verdickung gebildet, in der Größe einer zwei Zentimeter langen Saubohne. Alle Bemühungen der Lymphdrainage waren dagegen machtlos. Es fühlt sich an, als habe sich hier Lymphe verkapselt und kann nicht abfließen. So stelle ich mir eine Fettgeschwulst vor, die einige Fernsehreporter im Gesicht haben. Kann man das operieren? Muss das etwa aufgeschnitten werden? Das gibt garantiert eine Narbe. Ich versuche, diese Verdickung durch kreisende Bewegungen zu verteilen. Es passiert nichts.

Noch immer gibt es einen zartblauen Hämatomstrang an meinem Hals. Auf sanften Druck hin ist er schmerzempfindlich. Ich weiß: Geduld. Geduld.

Der Heilprozess

5 Wochen danach

Der Knubbel auf der Wange ist noch da. Der Druck vor den Schläfen hat sich in feines Kribbeln umgewandelt. Ob das so bleibt? – Es fühlt sich an, als würden zerschnittene Nerven wieder aufeinander zukriechen. Ich weiß: meine Fantasie. Aber ich kann niemanden fragen.

Das Telefonieren geht schon wieder ganz gut, wenngleich ich den Hörer öfter wechsle, weil es links doch noch ein wenig kneift. Ich gefalle mir sehr und schminke mich wieder etwas sorgfältiger. Mein Selbstbewusstsein ist nahezu grenzenlos. Mein Mund lässt sich wieder ohne Einschränkung öffnen. Theoretisch könnte ich zum Zahnarzt gehen. Viele Jahre habe ich nicht mehr so viel gelächelt, wie jetzt. Wenn mir griesgrämige Gesichter im Bus begegnen, operiere ich sie in Gedanken.

Viele Jahre nicht mehr war ich so selbstbewusst im Umgang mit meinen lieben Kollegen. Meine nonverbale Kommunikation funktioniert auch bei ernsthaften Auseinandersetzungen so, dass ich nicht wie eine alte verhärmte Vettel aussehe. Selbstbewusst reiche ich für den neuen Personalausweis ein altes Foto ein. Die Dame im Einwohnermeldeamt moniert das nicht. Den Knubbel an meiner Wange sehe anscheinend nur ich. Trotzdem: Da muss etwas geschehen.

6 Wochen danach

Termin bei dem Chirurgen Ich berichte begeistert von meinem neu wiedergefundenen Lebensgefühl, vor allem dass Körpergefühl und Aussehen für meinen Be-

Der Heilprozess

griffe wieder zusammenpassen. „Das habe ich Ihnen aber nicht als Resultat versprochen", wehrt der Chirurg ab. Stimmt. Angeblich kämen immer mal wieder Patienten zu ihm, die sich alleine von einem Facelift ein neues Lebensgefühl versprächen. Das funktioniert nicht.

Wir machen neue Fotos und vergleichen vorher und nachher. Ein paar alte Fältchen sind zurück gekehrt. Mein Gesicht verbirgt nicht mein gelebtes Leben. Aber es wirkt optimistischer und zeigt ein Selbstbewusstsein, das in den letzten Jahren einer gewissen Sentimentalität gewichen war. Vor dem Monitor vermessen wir drei kleine Pigmentflecke auf den Wangen. Zwei sind nun näher am Ohr, einer ist verschwunden. Wurde wohl mit der überflüssigen Haut abgeschnitten. Tschüss.

Der Chirurg meint, dass meine Augen jetzt viel klarer konturiert seien und ich erinnere ihn, dass wir daran gar nichts gemacht haben. Upps. Vermutlich zeigt die wiederaufgenommene Augengymnastik ihre Resultate. Weitermachen.

Das Gebilde auf meiner linken Wange ist jedoch geblieben: eine farblose Verdickung, die man mehr spürt als sieht. Der Chirurg injiziert mir eine winzige Menge Kortison. Kortison frisst Fett, das ist bekannt. Der Arzt „Ich darf nicht zuviel geben, sonst gibt es eine Innendelle." Es brennt ein wenig in der Wange. Ich solle trotzdem Geduld haben, die Wirkung brauche etwas Zeit. Erst am dritten Morgen nach der Injektion fühlt sich das Gebilde etwas flacher an. Und dann zerdrieselt es in drei einzelne Inselchen.

Der Heilprozess

Meiner Friseurin hatte ich erzählt, was ich vorhabe. Entsprechend interessiert schaut sie sich das Ergebnis beim ersten Besuch an. „Sie sehen ja gar nicht verändert aus" staunt sie und untersucht den Haaransatz. „Das hoffe ich aber doch", protestiere ich. „Wie aus dem Urlaub", konstatiert sie fast ein wenig neidisch. Freilich kann man noch die Narben sehen. Vor dem Ohr sind es aber nur noch ganz feine rosa Linien. Hinter dem Ohr sieht man es noch deutlicher, vor allem auch deshalb, weil: „..."ein paar Haare haben sie schon abrasiert", kommentiert sie lakonisch. Und ihr Lehrmädchen, vermutlich süße 17 Jahre, kann den Blick nicht von mir wenden: „Das mache ich auch mal!"

7 Wochen danach

Plötzlich zwickt und sticht es hinter meinem linken Ohr? Gestern zu stark geniest? Platzt jetzt alles auf? Panisch versuche ich mit zwei Spiegeln etwas hinter dem Ohr zu erkennen? Da ist noch immer eine lila Verfärbung. Sonst nichts zu sehen. Zaghaft bitte ich meinen Mann, sich die Stelle anzusehen. Er grinst. Da ist ein kleines Pickel. Naja, kommt ja selbst im fortgeschrittenen Alter vor. Das macht mich mutig. Ich will wieder joggen. Der Chirurg hat zwar davon abgeraten, aber es juckt mir in den Füßen.

Nach so langer Pause lasse ich es langsam angehen. Ja, das Gesicht kribbelt, als hätte ich in Ameisen gebadet. Die kühle Luft verstärkt das Spannungsgefühl im Gesicht. Es fühlt sich an, als trüge ich eine Maske. Also schalte ich einen Gang herunter und gehe gemächlichen Schrittes nach Hause.

Der Heilprozess

8 Wochen danach

Das verkapselte Etwas auf meiner Backe zerteilt sich langsam aber stetig. Im Kalten wölbt es sich noch auffällig wie eine große Erbse. Ist das Gesicht wieder gut durchblutet, verschwindet es unter der Haut und ist nur noch tastbar.

Vergeblich heische ich nach Komplimenten. Niemand sagt mir, dass ich richtig gut aussehe.

Ist es der Neid, der meine verschiedenen weiblichen Bekannten schweigen lässt? Nach dem Motto: Die sieht nach wie vor unverschämt gut aus. An der geht das Alter wohl ganz vorbei?

Nichts. Nothing. Niente. Ich bin eigentlich enttäuscht, aber auch wiederum froh, dass sich die Änderung nur in meinem Bewusstsein und in meinem Spiegel erkennen lässt. Auch meinen Mann ertappe ich, wie er in meinen Gesichtszügen spazieren geht. Er hatte befürchtet, dass ich nach der Operation ein maskenhaftes Gesicht haben könnte mit einer völlig anderen Ausstrahlung. Nichts dergleichen.

11 Wochen danach

So langsam nähert sich mein Gesichtsgefühl der Normalität, wenngleich noch immer Schwellungen zu spüren sind. Die meisten Empfindungen bemerke ich im Bereich der Kiefergelenke. Es ist ein flächiges Kribbeln wie nach einer saftigen Ohrfeige oder wenn man aus Verlegenheit rot wie ein Feuerlöscher wird. Ich bin aber nicht rot.

Der Heilprozess

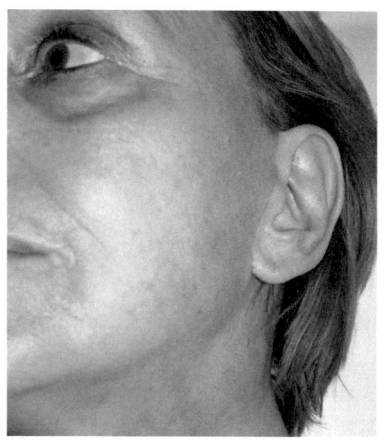

Das Hämatomchen auf meiner linken Wange hat sich zurückgebildet und zeigt sich nun wie ein kleiner Knutschfleck. Mit Make-up ist er leicht abzudecken. Noch immer ist eine kleine teigige Verhärtung zu spüren. Wenn mir die Krankengymnastik bei der Nackenmassage die Ohrläppchen knubbelt, kneift das mächtig. Aber sie macht das mit so viel Inbrunst, dass ich es aushalte. Es kann ja wohl nichts mehr kaputt gehen.

14 Wochen danach

Die feinen Nähte vor den Ohren sind nur noch vom Fachmann zu erkennen. Da war ein Handchirurg am Werk. Fassungslos sucht meine Friseurin nach Narben. Diese Stellen vor den Ohren sind übrigens ein untrügliches Zeichen für ein Facelifting; zumindest wenn man sich jenseits der 55 befindet. In diesem Alter bilden sich kleine Längsfältchen vor den Ohren. Wenn die Wangen jedoch glatt an die Ohren anschließen, wurde manipuliert. Ungeniert schaue ich seitdem älteren Frauen auf die Ohren und bilde mir meine Meinung.

Ich trage die Haare schon wieder hinter die Ohren gekämmt. Ab und zu ziept es hinter den Ohren und erinnert mich, dass nach wie vor gut eingecremt werden muss. Im Bereich beider Kiefergelenke blieben noch

Der Heilprozess

Taubheitsgefühle. Vor allem, wenn es draußen kalt ist, fühlt sich das Gesicht an, als trage ich ein Band um Stirn und Kinn. Es tut gut, wenn ich mein Gesicht in beide Hände nehme und mit leicht rotierenden Bewegungen massiere. Der kleine Knutschfleck ist noch immer sichtbar.

Zwei Wochen später erwischt mich eine schlimme Erkältung. Obwohl ich mich mies und hässlich fühle, muss ich einen Termin mit Kollegen wahrnehmen. Ich erwarte Mitgefühl, Anteilnahme und Trost wegen meiner Erkältung. Nach meinem Gefühl sehe ich total verrotzt aus. Stattdessen werde ich gefragt, wie ich mich so fit halte. Beim Gruppenfoto strahle ich mein schönstes Lächeln. Und – wir sehen wirklich gut aus, das Foto und ich

4 Monate danach

Der Knubbel auf der Wange ist weg. Das Kortison hat so gut gewirkt, dass stattdessen nun eine kleine Delle sichtbar wird. Das war zu befürchten. Kortison frisst Fett. Aber die Dosis der Einspritzung war wohl ausgewogen. Im Laufe der nächsten Wochen füllt sich die Delle wieder auf. Zurück bleibt: Nichts. Auch die zartrosa Verfärbung verblasst zusehends.

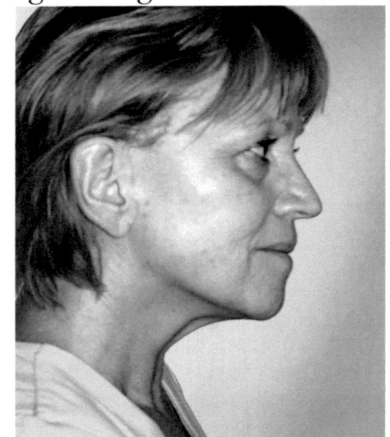

Der Heilprozess

Bei einem neuen Besuch beim Chirurgen treffe ich auf eine Frau, die zwei Eiskissen auf die Wangen drückt. Sie hat sich Hyaluronsäure einspritzen lassen. Ein halbes Jahr soll das halten. Ich hatte schon damit geliebäugelt, mir eine hyaluronsäurehaltige Creme zuzulegen, denn ich habe etwas abgenommen, was sich durch Fältchen auf den Wangen rächt. Und dann lerne ich wieder etwas Neues. Was man sich als Creme in die Haut einreibt, sind nur Hyaluron-Tröpfchen, die sich schnell wieder verflüchtigen. Die Hyaluron-Injektionen sind eine andere Substanz, die netzartig unter die Haut gespritzt wird und eine Art Lattenrost bildet, auf der dann die mit Flüssigkeit aufgepolsterte Haut liegt. Nun ja. Auch damit könnte man ein Facelifting umgehen und sich alle sechs Monate nachspritzen lassen. Wenn man Pech hat, sieht das dann aus, wie ein Mondgesicht. Trotzdem fühle ich mich mit meinem hochgetackerten SMAS besser gerüstet für die nächsten Jahre.

Ein Jahr danach

Ich bin ein bisschen enttäuscht. Mit dem Rückgang der Schwellungen traten wieder kleine Fältchen in mein Gesicht, denen ich glaubte, entronnen zu sein. Direkt in den ersten drei Wochen nach dem Facelifting war ich glatt und faltenfrei wie eine Vierzigerin, die Wochen danach noch immer wie eine Fünfzigerin. Aber ich bin kein junges Mädchen. Ich bin über 60, fast schon 65 Jahre alt und werde in Kürze meine Altersrente beantragen. Es ist enttäuschend, wenn man innerhalb eines Jahres mehr als zehn Jahre im Gesicht ablaufen sieht. Im wirklichen Leben ging das viel langsamer und sanfter, so dass man sich daran gewöhnen konnte.

Der Heilprozess

Nein, ich bin nicht wirklich enttäuscht. Man sieht mir meine 65 Jahre nicht an. Wie sähe ich ohne Facelift aus? Und – wenn das alles so wird, wie prophezeit – werde ich noch in ein paar Jahren immer zehn Jahre jünger aussehen, als ich in Wirklichkeit bin. Das war die Sache wert.

Und nun bin ich gespannt, wie ich mit 70, 75 und 80 Jahren aussehen werde. Und plötzlich ist Älterwerden für mich ein aufregendes, ent-spannend erwartetes Ereignis.

Die Autoren

Ute Fischer und Bernhard Siegmund

Das Autoren-Team ist seit über 30 Jahren zusammen publizistisch tätig.

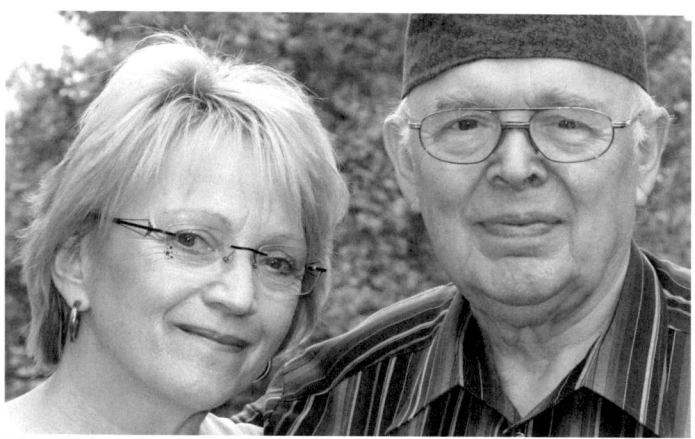

Er, polytechnischer Fachjournalist, Sie, Wissenschaftsjournalistin, verfassten gemeinsam mehr als 20 Bücher über Nischenthemen wie Kabelkanäle, Flugangst, Borreliose und Reisen zu Rade. Mitte der 80er Jahre suchten sie als eine der ersten ihrer Zunft Radrouten rund um Frankfurt am Main, durch die Niederlande und durch die Schweiz, weshalb man sie auch als die Geburtshelfer der Schweizer Nationalen Velorouten bezeichnen darf.

Facelift operativ

Das erste Buch über „Facelift operativ" entstand, weil Ute Fischer vor dem großen „Schnitt" vergeblich nach dem Erlebnisbericht einer Frau suchte. So entschied sie spontan: „Na, dann schreiben wir es". Es ist wesentlich

Die Autoren

umfangreicher als diese Zusammenfassung und beinhaltet vor allem die Überlegungen, Zweifel und Beobachtungen der lieben Mitmenschen vor dem eigentlichen Facelift und die Wochen und Monate danach. Es nimmt auch Bezug auf die Zweifel und Skrupel des Lebenspartners, der sich lange gegen diesen operativen Eingriff sträubte und nichts unversucht ließ, Ute dieses Vorhaben auszureden. Und es beschreibt die Gefühle und Empfindungen des Heilungsprozesses weitaus subtiler und ausführlicher, vor allem mit 30 farbigen Profi-Fotos. Es zeigt Detailaufnahmen von Schnitten und Narben, im Operationssaal, direkt danach und den zeitlichen Verlauf der Schwellungen und Verfärbungen. ISBN: 978-3-7322-3779-1

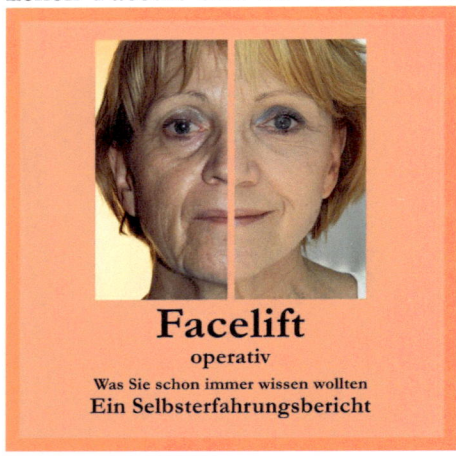

Das vorliegende Buch ist eine grober Zeitraffer für all diejenigen, die ohne viel Farbfotos auskommen und sich nicht mit ihrer Psyche und der ihres Partners befassen möchten, die ganz einfach nur jünger und schöner werden möchten. Der Weg ist der gleiche.